AF612095

43
d 249

7760

DE LA

SYPHILISATION

APPLIQUÉE

AUX ENFANTS

PAR

W. BŒCK,

Professeur à l'Université de Christiania;

Traduit de l'allemand

PAR J.-A. HAGEN,

Docteur en Médecine à Maxey-sur-Vaise (Meuse).

PARIS.

IMPRIMERIE BAILLY, DIVRY ET Ce,

PLACE SORBONNE, 2.

1857

DE LA

SYPHILISATION

APPLIQUÉE

AUX ENFANTS

PAR

W. BŒCK,
Professeur à l'Université de Christiania;

Traduit de l'allemand

PAR J.-A. HAGEN,
Docteur en Médecine à Maxey-sur-Vaise (Meuse).

PARIS.
IMPRIMERIE BAILLY, DIVRY ET Cᵉ,
PLACE SORBONNE, 2.

1856

PRÉFACE DU TRADUCTEUR.

La syphilisation, cette grande découverte de M. Auzias-Turenne, a été, à son début, accueillie avec tant de prévention, jugée avec tant de passion et condamnée avec tant de violence, qu'on pouvait la croire morte, et bien morte sous le coup de l'anathème lancé contre elle par l'Académie de Médecine de Paris. Mais la vérité a en soi une force de résistance trop grande pour succomber devant les passions et les systèmes. Aussi, reprise en sous-œuvre par des observateurs étrangers, la nouvelle doctrine s'étaya bientôt d'un nombre de faits suffisants pour oser comparaître de nouveau à la barre de l'opinion publique, et cette fois avec avantage. C'est ainsi que nous avons pu, en juin 1854, devant la Faculté de Médecine de Strasbourg, qui l'accueillit avec faveur, soutenir une thèse consacrée à la défense de la syphilisation. Dans cette thèse nous avons posé les conclusions suivantes basées sur les faits acquis et surtout sur les observations de M. Bœck, dont le nom est assez connu dans le monde scientifique pour faire autorité :

1° La syphilisation n'est pas une chimère. Elle est une réalité 1° chez les animaux ; 2° chez l'homme.

2° La syphilisation n'offre aucun danger Il est

impossible de lui opposer un seul fait malheureux. Ce qu'on pourrait dire de plus défavorable, c'est qu'elle compte quelques insuccès.

3° La syphilisation guérit les accidents de la veille et préserve de ceux du lendemain.

4° La syphilisation doit prendre rang dans la science, et les observateurs sérieux doivent porter leur attention sur une question d'une si grande importance pratique et d'un si haut intérêt scientifique.

Mais les faits qui autorisaient ces conclusions étaient récents, et le temps seul pouvait prononcer en dernier ressort. Aussi avons-nous été heureux de recevoir cette nouvelle brochure, où M. Bœck, tout en s'occupant plus spécialement des essais de syphilisation comme méthode curative de la syphilis infantile, rend compte des phénomènes survenus depuis deux ans chez les malades dont il a publié les observations dans son premier ouvrage. Cette raison seule suffirait pour justifier la traduction que nous livrons aujourd'hui au public. Mais il y plus : le nouvel emploi que M. Bœck a fait de la syphilisation a donné des résultats très-importants ; il a ouvert aux expérimentateurs un nouveau champ où ils craindront peut-être moins de s'aventurer. Nous osons donc espérer que ce travail pourra rendre quelques services à une cause dont le triomphe nous est cher par les bienfaits qui en découleront.

J.-A. Hagen.

DE LA SYPHILISATION

APPLIQUÉE

AUX ENFANTS.

M. Auzias-Turenne a le premier posé la loi suivante : Les inoculations réitérées du virus syphilitique rendent l'organisme réfractaire à l'action de ce virus et le placent dans un état appelé syphilisation[1]. La vérité de cette découverte n'est pas encore universellement reconnue et l'emploi que M. Sperino[2] en a fait pour la guérison des maladies vénériennes ne s'est pas encore généralisé. Une des plus belles découvertes de la médecine moderne a rencontré tous les obstacles qu'il est possible d'opposer à une question scientifique. L'Académie de Médecine la condamna sans posséder les éléments nécessaires d'un jugement, sans la connaître. La plupart des médecins suivirent cet exemple : au lieu de chercher à

[1] M. Sperino appelle aussi syphilisation l'inoculation elle-même.

[2] Il ressort cependant du Cours de Syphilisation de M. Auzias-Turenne, page 14, que, lors de la présentation de son Mémoire sur la Syphilisation à l'Académie des Sciences, le 18 novembre 1850, il annonça l'application de sa méthode à l'organisme humain, mais il est hors de doute que M. Sperino ignorait ce fait.

se convaincre par leurs propres yeux et d'expérimenter par eux-mêmes, ils prirent la plume et, dans quelques articles emprcints souvent de la plus grande légèreté, ils jurèrent par les paroles du professeur de l'Académie de Médecine française. On serait tenté d'attribuer cet échec de la syphilisation à l'importance même de ses promesses. Détruire la susceptibilité de l'organisme pour le virus syphilitique, anéantir la dyscrasie syphilitique, guérir radicalement la syphilis et non pas seulement l'ajourner pour un temps plus ou moins long, éviter les récidives, en empêcher les manifestations sur l'enfant, trop souvent injuste victime d'une maladie contractée par ses parents ou grands parents, qu'il y eût de leur faute ou non, c'était trop beau pour être cru.

Et cependant, consultez ce que la science possède en fait de documents relatifs à la guérison de la syphilis. En présence des incertitudes, des effets souvent déplorables des médications usuelles, était-il besoin d'une conviction bien profonde pour expérimenter la nouvelle méthode, quelque paradoxale qu'elle parût au premier abord ? Et une fois entré dans cette voie de l'expérimentation sérieuse, on eût été bien vite convaincu de sa réalité et de ses heureux résultats.

Aussi, dès que je la connus, je me proposai d'appliquer la découverte de M. Auzias-Turenne, qu'un examen plus approfondi m'avait fait paraître moins étrange. L'impossibilité de me procurer du pus inoculable me força seule de retarder mes expériences jusque vers la fin de 1852. Ces premières expériences ont été décrites dans une brochure publiée il y deux ans : *Syphilisationen studeret ved Sygesengen*. Dans un extrait de cette brochure paru dans la *Revue médico-chirurgicale*, et plus tard dans l'ouvrage que j'ai publié en commun avec

M. Danielssen : *Om hudens Sygdomme*, elles me permirent de poser les conclusions suivantes :

1° Les inoculations répétées du virus syphilitique procurent l'immunité contre ce virus.

2° Les manifestations syphilitiques existant au début de la syphilisation, disparaissent si l'on continue les inoculations.

3° Loin d'exercer une influence funeste sur la santé générale, la syphilisation l'améliore lorsqu'elle était un peu troublée avant son application,

Ces résultats, que j'ai obtenus il y a deux ans, m'engagèrent à persister dans la syphilisation comme méthode curative.

Quoique le présent ouvrage, comme l'indique son titre, soit spécialement consacré à la syphilisation des enfants, je vais exposer brièvement les observations que j'ai faites sur les adultes dans ces deux dernières années. Grâce à cette digression nécessaire, je pourrai relater les récidives qui ont pu se produire chez mes anciens malades. J'ai traité dans ces deux dernières années 63 individus dont 36 n'avaient été soumis à aucun traitement antérieur, et dont 27 avaient été mercurialisés.

Je dois déclarer que je n'ai employé la syphilisation que chez les personnes atteintes de syphilis constitutionnelle, dans l'organisme desquelles je n'introduisais, par conséquent, que ce qui y était déjà. Une affirmation d'un journal étranger me force d'ajouter que j'ai toujours combattu la syphilisation prophylactique, parce qu'il est absurde de vouloir préserver quelqu'un d'une maladie à laquelle on ne s'expose le plus souvent que de son plein gré. La méthode syphilisatrice employée dans ces deux dernières années est la même que celle que j'ai décrite précédemment. Je prenais le pus d'un ulcère primaire, et l'inoculais au malade, le plus souvent à chaque bras et à chaque cuisse. Je faisais trois piqûres à ces endroits. J'ai cependant quelquefois inoculé les parties latérales de la poitrine, lieu que M. Sperino choisit de préférence comme le plus propre à dissimuler les cicatrices. D'après mes observations, le lieu de l'inoculation n'est pas indifférent. En effet, les ulcères ont toujours été moindres sur la poitrine et les bras, et les inoculations n'y réussissaient plus, alors qu'on obtenait encore des résultats sur les cuisses. Cette règle souffre peu d'exceptions; aussi j'ai adopté cette dernière place comme lieu de prédilection. Pour une inoculation donnée, je prenais généralement le pus de l'inoculation précédente. Cependant, dans le courant du traitement, j'ai dû, quand la dernière inoculation avait donné peu de résultats, prendre du pus de chancres artificiels plus anciens, afin d'employer plus longtemps la même matière. Quelquefois aussi j'ai pris pendant toute la durée du traitement le pus des premières inoculations. J'espérais ainsi pouvoir abréger la durée du traitement par l'emploi du virus syphilitique de la plus grande intensité possible [1]. Mes observations ne sont pas assez nom-

[1] On voit que j'admets comme démontrée la différence dans l'intensité du pus syphilitique. Dans mes écrits précédents j'ai cherché à établir solidement cette vérité. Je me propose de traiter plus tard dans un ouvrage spécial ce point qui me paraît de la plus haute importance. Je me contenterai ici d'effleurer quelques-uns des points que j'ai traités plus à fond : (voy. *Syphilisationen studeret ved Sygesengen*, p. 184 et suiv.

A. — Le nombre de générations pendant lesquelles on peut inoculer le pus provenant de personnes diverses, était aussi varié que dans mes premières observations. L'idiosyncrasie du malade exerce une influence manifeste. Pour le prouver, inoculez simulta-

breuses pour que je puisse me prononcer sur le plus ou moins de réalité de cette opinion. Après les premières

nément à plusieurs personnes du pus emprunté au même chancre, vous verrez dans le nombre de générations pendant lesquelles vous pourrez l'inoculer sur tel ou tel individu une différence sensible ; moins marquée cependant que si l'on opère sur le même individu avec du pus pris à des personnes variées.

B. — Mes nouvelles observations confirment la loi que j'ai posée précédemment : Etant donnée une série d'inoculations, le pus des premiers ulcères de cette série produit plus de résultats que celui des derniers ulcères de la même série. En se servant de cette donnée on peut continuer la syphilisation plus longtemps avec la même matière.

C. — Si le pus est près de perdre son intensité chez un syphilisé, transplantez-le sur une personne affectée de syphilis constitutionnelle et non soumise à la syphilisation, ou à son début ; il produira de grosses pustules. Si alors on le reporte sur le premier individu, il produira des résultats plus intenses qu'avant, il pourra reparcourir plusieurs générations.

D.—Dans ces derniers temps, j'ai cru reconnaître quelquefois que le virus syphilitique produit par les chancres artificiels était moins fort chez tel individu que chez tel autre, quoiqu'il eût la même origine. Mes observations toutefois sont trop peu nombreuses pour asseoir une conviction solide à ce sujet.

J'ai également (*loc. cit.* page 190) attiré l'attention sur le fait suivant : Un pus, qui agit fortement sur un individu, peut, transplanté sur un autre, n'agir que faiblement et n'acquérir une intensité plus grande qu'après plusieurs inoculations pratiquées sur cet individu avec la même matière provenant des premiers chancres produits sur lui. Ce fait s'est trop souvent renouvelé dans ces derniers temps, pour qu'il y ait possibilité d'erreur. Quelques observations aussi semblèrent démontrer que la force du virus augmentait avec le nombre d'inoculations. J'attribuais dans quelques cas ces phénomènes à l'idiosyncrasie du malade. Quoi qu'il en soit, il faut reconnaître qu'il y a quelques exceptions à la loi générale, que les premières inoculations donnent lieu aux plus grands chancres.

Le docteur Clerc (*Union médicale*, 19 décembre 1854 et 25 oc-

inoculations, et cela chez des personnes qui ont contracté leurs chancres à l'étranger, on voit souvent les ulcères devenir gros et véritablement phagédéniques ;

tobre 1855) a émis une opinion nouvelle sur la diversité de nature du pus des chancres indurés et des chancres simples. Il ne considère comme véritable virus syphilitique que celui des chancres indurés. Celui des chancres simples est, à son avis, à celui du chancre induré, ce que la varioloïde est à la variole. Aussi propose-t-il pour le chancre simple la dénomination de chancroïde. D'après cet auteur, le chancroïde est produit par le pus d'un chancre induré transplanté sur un individu ayant, ou ayant eu une syphilis constitutionnelle. Il croit que le pus ainsi modifié ne produit plus que des chancres simples. La matière du chancre non induré est donc, d'après l'avis de M. Clerc, d'une puissance supérieure à celle du chancre induré. Mon opinion est en complète opposition avec celle de cet auteur. Dans un article, qui a paru (*Norskmagazin for Laegevidenskaben*, tome 7, page 473), j'ai cité les observations d'où il résulte que les seuls chancres inoculables ici étaient ceux contractés en pays étranger, ou survenus dans notre pays peu de temps après par contagion de ceux-ci. Simultanément avec les chancres inoculables j'ai rencontré beaucoup de bubons suppurants. L'époque pendant laquelle ces chancres pouvaient s'inoculer s'étendait du printemps à la fin de l'automne. Pendant l'hiver, l'inoculation donnait ordinairement des résultats négatifs. Cependant j'ai souvent vu en hiver de ces chancres non inoculables être suivis d'induration et de syphilis constitutionnelle. Le nombre des chancres diminue dans les derniers mois de l'hiver. Il est constant pour qui observe la maladie dans notre pays, que la syphilis en disparaîtrait bientôt, si elle n'y était transplantée de nouveau.

Mon observation propre me force donc d'admettre que le chancre simple peut produire le chancre induré. Comme ce dernier apparaissait toujours lorsque nous avions pendant quelque temps des chancres simples inoculables accompagnés de bubons suppurants, je crois que le chancre induré, abstraction faite de l'idiosyncrasie du malade, est produit par le virus de moindre intensité modifié ou bien par son passage sur différentes personnes, ou bien par sa durée sur la même personne qui le transmettait alors qu'il était à sa période de régénération.

mais il n'y a pas lieu de s'en inquiéter et l'on devra continuer la syphilisation de la manière décrite plus haut. Si l'on cessait la médication, le phagédénisme ferait des progrès, tandis qu'en continuant les inoculations on est certain d'en triompher. Si au contraire on se sert d'un pus qui a passé sur plusieurs individus et par des séries d'inoculations on n'observe jamais de phagédénisme : ainsi, dans les derniers mois où j'ai manqué de pus frais, je n'ai jamais observé de véritable phagédénisme, même les ulcères acquirent rarement un grand volume. On devrait donc, à mon avis, commencer la syphilisation avec du pus ancien et la continuer jusqu'à ce qu'on ait un peu diminué la susceptibilité de l'organisme pour le virus syphilitique. Le pus de moindre intensité a-t-il une puissance syphilisatrice moindre ? Allongerait-il la durée de la syphilisation ? Ce sont-là des questions qu'il m'est impossible de résoudre. Cependant mes observations conduiraient à la négative. Je crois en effet à une absorption plus rapide de cette matière moins intense.

Quand je n'obtenais plus rien avec un virus, j'en cherchais un autre jusqu'à immunité complète contre toute espèce de pus. En opérant ainsi, on inocule au malade plusieurs centaines de chancres. Il est vrai que de ces centaines de chancres, vingt à trente au plus acquièrent une certaine grandeur, et laissent des cicatrices appréciables. Les autres sont très-petits, et ressemblent plutôt à des excoriations. Il est probable que ces inoculations qui, pratiquées dans les derniers temps ne donnent plus d'ulcères caractéristiques, sont inutiles pour la guérison radicale. Cependant j'ai cru devoir les faire parce qu'il importait, tant que la méthode est nouvelle, de prévenir les récidives, et parce que je voulais étudier la force du virus syphilitique. Il est probable aussi qu'on pourrait se dispenser de faire douze inoculations tous les trois jours. Une seule suffirait peut-être et l'on pourrait mettre un plus grand intervalle entre chaque inoculation. La syphilisation serait peut-être complète par ce procédé; mais j'avais obtenu de trop bons résultats de ma première méthode pour oser la changer. Le petit nombre de mes malades s'opposait du reste à une grande variation.

La syphilisation complète demande ordinairement deux à trois mois. Vers cette époque l'immunité est parfaite. Ce fait, très-important à mon avis, est incontestable pour quiconque veut se donner la peine de voir par lui-même. Il se confirme d'une manière générale chez tous les malades en traitement.

Le côté physiologique de la question avait attiré de bonne heure l'attention des physiologistes, alors que la plupart des médecins praticiens s'arrêtaient peu au côté pratique de la syphilisation. Ainsi, A. Retzius prit le plus grand intérêt à mes premiers essais, et me pria à plusieurs reprises de les continuer. A son instigation, on institua dans le service du docteur Carlson, à Stockholm, des expériences publiées par le docteur Stenberg (*Om syphilisationen jânite nâgra med densamima anstâllda Fôrsôck.* Hygica, 1855 novembre). J'ai vu avec plaisir que cet expérimentateur était arrivé aux mêmes résultats que ceux que j'ai exposés au commencement de ce travail.

L'immunité existe donc? C'est incontestable. Mais quelle en est la durée? combien de temps l'organisme reste-t-il réfractaire à l'action du virus syphilitique? Question très-importante qu'on a soulevée bien souvent. Si cette immunité était permanente, l'organisme serait à jamais exempt de la syphilis primaire et constitutionnelle. Il serait par rapport à la syphilis ce qu'un variolé ou un vacciné est par rapport à la variole.

Je suis porté à admettre la persistance de l'immunité; mais j'en crois la démonstration difficile, parce que les inoculations artificielles ne sauraient résoudre la question. Je ne me suis pas cru autorisé à pratiquer au bout d'un certain temps de nouvelles inoculations à mes syphilisés. Je pense en effet que la syphilisation détruit le virus syphilitique. Si donc malheureusement ces nouvelles inoculations donnaient lieu à des chancres, je craindrais la possibilité d'une nouvelle syphilis constitutionnelle. Les malades guéris par la syphilisation pouvant être comparés à ceux qui n'ont jamais eu de syphilis, la loi de Ricord sur l'impossibilité de deux véroles constitutionnelles chez le même individu ne pouvait me rassurer. J'ai donc cru devoir m'abstenir de toute inoculation chez un syphilisé.

J'ai toutefois pratiqué de nouvelles inoculations sur la classe de mes malades qui, avant la syphilisation, avaient subi un traitement mercuriel. J'ai montré dans l'ouvrage précité, que les récidives s'observaient chez les syphilisés qui avaient antérieurement pris du mercure pour combattre une affection syphilitique, récidives bien moins fortes toutefois que l'affection primitive. Si dans ces circonstances une nouvelle inoculation donne un résultat positif, il est impossible d'en conclure au peu de durée de l'immunité; car l'immunité antérieure ne provenait pas d'une destruction complète du virus syphilitique dans l'organisme, la syphilisation ayant été, pour ainsi dire, restreinte par la mercurialisation antécédente.

On voit en effet souvent chez des individus mercurialisés, sur qui les inoculations donnent peu de résultats, les pustules et les ulcères devenir plus grands si l'on administre de l'iode. Chez ces malades j'ai réussi dans mes inoculations faites à diverses reprises et à différentes époques, mais on avait donné de l'iode dans l'intervalle.

Nous terminons ici le point de vue physiologique de la syphilisation, point de vue très-important, mais qui doit céder le pas au côté pratique. Il existe en effet des centaines d'observations qui prouvent jusqu'à l'évidence que les symptômes syphilitiques disparaissent au fur et à mesure des progrès de la syphilisation. La guérison exige un temps variable, quelquefois plusieurs mois, mais elle arrive avec tant de certitude, qu'on peut bannir toute crainte.

Mais pourquoi, si c'est là une réalité flagrante et palpable dont chacun peut se convaincre avec ses sens, n'est-elle pas admise universellement ? La raison en est bien simple : on se refuse à la vérité, parce qu'elle paraît en opposition avec le sens commun. On ne veut pas expérimenter en partant d'un principe paradoxal ; on ne veut même pas voir les expériences des autres si elles doivent conduire à un tel non-sens. Et si l'évidence vous force à reconnaître qu'elle se fonde sur des faits incontestables, on torture son esprit pour trouver une autre explication à ces faits. On attribuera la disparition des phénomènes morbides à un régime convenable, à la bonté du lit, etc., etc. Tous ceux qui ont vu des syphilis ont, en effet, observé des cas pareils. Mais ces cas sont des exceptions, tandis que nous n'avons jamais vu résister à la syphilisation de syphilis autres que celles qui avaient auparavant été traitées par le mercure. Cette disparition régulière des manifestations syphilitiques, cette guérison d'une certitude mathématique qu'amène la syphilisation nous conduit à poser la question suivante : La syphilisation est-elle un fait isolé? le virus syphilitique est-il le seul virus animal qui puisse se détruire par lui-même ? L'ordre constant qui règne dans la nature nous fait croire le contraire. Il doit y avoir une loi générale pour les virus animaux. Pour la trouver, il faudrait suivre la voie que nous avons tracée et inoculer les virus animaux toutes les fois que l'occasion s'en présentera. Pourquoi ne pas le tenter pour deux maladies rebelles jusqu'ici aux secours de l'art : la rage et la morve? L'inoculation successive pourrait peut-être en triompher; mais il faudrait chercher la méthode d'inoculation, car il s'agit ici d'affections aigues. Ces essais seraient d'autant plus licites, que les sujets des expérimentations seraient des animaux.

J'ai dit plus haut que la syphilisation donnait des résultats différents chez les individus primitivement traités par le mercure. Je dois cette découverte au hasard. Des deux premiers malades que j'ai syphilisés, un seul avait pris du mercure, l'autre en était exempt. Une fois la syphilisation commencée, celui-ci obtint une amélioration rapide, tandis que le premier vit ses symptômes résister à des inoculations bien plus répétées. Je songeais immédiatement à attribuer ce fait au traitement antérieur, et depuis, mes observations ont confirmé cette présomption d'une façon irréfutable. Chez les malades non mercurialisés on voit décroître régulièrement et graduellement les phénomènes morbides jusqu'à leur disparition totale au bout de trois mois à peu près.

La durée du traitement dépend, en partie du moins, du temps pendant lequel a existé la syphilis constitutionnelle qu'on traite, et des symptômes qu'il s'agit de guérir. Ces deux influences se confondent le plus souvent.

Ainsi les exanthèmes papuleux et squammeux exigent plus de temps que la roséole, les tubercules muqueux, et les autres formes secondaires qui se développent plus tôt.

Il existe cependant quelques exceptions à cette règle générale de la disparition graduelle des symptômes syphilitiques. On voit quelquefois, au milieu de la syphilisation, survenir une nouvelle éruption analogue à la primitive (surtout quand il s'agit de papules). Trois fois j'ai vu une espèce d'érythème papuleux accompagné d'une forte fièvre et d'un malaise général se déclarer plusieurs semaines après le commencement de la syphilisation. La longue durée de cet erythème prouvait suffisamment son origine syphilitique.

Souvent aussi, je dirai même le plus généralement, on voit chez des personnes, qui n'ont pas pris de mercure, surgir quelques phénomènes syphilitiques analogues à ceux qu'on a combattus, vers l'époque de l'immunité et même après que celle-ci a été obtenue. Etait-ce par exemple une syphilis constitutionnelle à son début? on observera vers cette époque des excoriations ou des exsudata dans la gorge, ou des tubercules muqueux à l'anus, etc.. Ces phénomènes n'ont aucune gravité, ils disparaissent spontanément au bout de quelques semaines. Ce fait s'est reproduit assez souvent pour m'enlever toute crainte lors de son apparition. Il influe toutefois sur la durée du séjour des malades à l'hôpital, et semble prouver que la syphilisation pour être complète demande un temps très-long. La plupart de ces malades passèrent quatre mois à l'hôpital. Une vieille femme qui, l'hiver dernier, avait quitté l'hôpital après un séjour de moins de trois mois, revint quelques semaines après pleine d'inquiétude au sujet de quelques excoriations qui s'étaient produites au palais. Elle fut réadmise, et guérit au bout de plusieurs semaines sans l'emploi d'aucun traitement antisyphilitique.

On ne peut considérer ces faits comme des récidives. Leur apparition constante, et leur constante disparition sans médication aucune porteraient à les faire ranger dans la série des manifestations produites dans l'organisme par la syphilisation. Une fois qu'elles ont disparu, ces excoriations, etc., etc., ne se reproduisent plus. (Il s'agit toujours ici des personnes qui n'ont subi aucun traitement mercuriel.)

Dans ma pratique privée je n'attache aucune importance à ce léger stade posthume ; aussi ces malades ne trouvent-ils pas si exorbitante la durée de la syphilisation. Ajoutez à cela que les personnes en traitement sont constamment à l'air libre, à moins d'une température trop rigoureuse ; qu'elles peuvent vaquer à leurs affaires, manger et boire selon leur goût (le vin trop capiteux excepté) ; et vous serez forcé d'avouer que la syphilisation est plus facile à supporter que la cure mercurielle. Le régime qui doit suivre la guérison, différencie également les deux traitements. Après l'usage du mercure il faut s'abstenir de tout ce qui exerce une influence énergique sur l'organisme, de peur de rappeler la dyscrasie un moment vaincue. Après la syphilisation, au contraire, on peut s'exposer à toutes sortes de causes morbifiques, braver le froid et la pluie avec autant d'impunité que celui qui n'a pas été malade.

Avant de quitter cette première catégorie de mes malades, c'est-à-dire les non mercurialisés, disons quelques mots d'un des plus funestes accidents de la syphilis constitutionnelle, de l'iritis syphilitique. Je l'ai observée chez bon nombre de syphilisés et l'ai traitée sans mercure. Je

BIBLIOTHÈQUE IMPÉRIALE IMPR.

n'ai pas cependant osé m'abstenir des vésicatoires et des sangsues. Chez tous j'ai obtenu la guérison, et le rétablissement d'une vue aussi parfaite qu'avant l'ophthalmie.

Quant aux récidives de la maladie après la syphilisation appliquée aux malades qui n'avaient pas pris de mercure, je puis réitérer ce que j'ai dit dans mes publications précédentes; c'est-à-dire qu'il ne s'en est pas déclaré une seule, et cependant certains de mes malades ont quitté l'hôpital depuis trois ans.

Je passe à la seconde classe de syphilisés, ceux chez qui avait précédé un traitement mercuriel.

Il est des médecins qui ne rejettent pas la syphilisation d'une façon absolue, mais ne l'admettent que comme dernière ressource après l'échec des autres médications antisyphilitiques. Pour traiter à fond cette question, il faudrait pouvoir préciser rigoureusement les résultats du traitement mercuriel, chose difficile, sinon impossible. On peut cependant, à défaut d'une certitude complète, approcher plus ou moins de la vérité, et j'espère plus tard élucider cette question si notre hôpital nous en fournit les matériaux. Mais pour qui s'est occupé un peu de syphilis, il est constant que le traitement mercuriel le plus soutenu n'empêche pas les récidives. Les récidives peuvent se produire après des semaines, des mois, des années ; revenir à diverses reprises jusqu'à destruction de l'organisme. D'autres fois, à la place des phénomènes syphilitiques ordinaires surgiront une série de phénomènes nerveux : hyperesthésie, parésie, paralysie complète et affections mentales.

Dans quelques cas le mercure paraît avoir amené une guérison complète. Les malades ne portent plus de traces de syphilis, mais l'état des enfants qu'ils engendrent prouve suffisamment que la maladie se trouve encore dans l'organisme au même degré d'intensité. Ai-je besoin d'énumérer les affections scrofuleuses et autres qu'on suppose avoir la syphilis pour origine, pour prouver toutes les lacunes du traitement mercuriel ? Je citerai comme démonstration plus évidente l'histoire succincte de quelques individus mercurialisés que je traite en ce moment.

1° Un homme âgé de 38 ans, affecté de syphilis depuis 14 ans, malgré les cures mercurielles qu'il a toutes suivies l'une après l'autre : palais détruit, exostoses sur tous les os, constitution complétement détériorée au moins avant la syphilisation.

2° Jeune homme de 29 ans, dont la première affection date d'il y a 7 ans : hémiplégie droite depuis l'automne dernier, que le traitement le plus soutenu n'a pas améliorée depuis plusieurs mois.

3° Jeune fille de 21 ans traitée récemment pour une syphilis constitutionnelle. Elle en a été guérie, et s'est bien portée depuis. Mais son enfant, âgé de 3 mois, présenta des symptômes syphilitiques bientôt après sa naissance. On le traita par le mercure, mais la maladie récidiva depuis peu avec une grande intensité.

4° Femme de 30 ans traitée il y a 7 ans d'une syphilis constitutionnelle, par la cure Dzondi. Il y a quatre ans elle eut un premier enfant avant terme et mort-né. Un second vécut un jour. Un troisième mourut au bout de onze jours; tous deux étaient syphilitiques. Enfin un quatrième enfant devint syphilitique au bout de cinq semaines. C'est un de ceux que j'ai syphilisés. Son observation se trouve plus loin.

5° Femme de 41 ans, traitée par le mercure il y a 10 ans. A eu trois enfants morts peu de jours après leur naissance. Après plusieurs attaques apoplectiques, elle présente aujourd'hui une paralysie du côté droit et de la langue; son intelligence est affaiblie.

Je juge inutile de continuer cette énumération. Les résultats désastreux du mercure sont trop connus. Mais nulle part on ne peut mieux les contrôler que dans un petit pays où les malades reviennent généralement au même médecin, ou au même hôpital. Les faits sont trop concluants; tout le monde est obligé d'avouer qu'il serait à souhaiter qu'on pût substituer au mercure une autre médication. Ce vœu a été formulé de tous temps; je n'en veux d'autre preuve que la multiplicité des remèdes antisyphilitiques qu'on a proposés à sa place. Tous ces spécifiques ont du reste été jugés insuffisants, et le mercure est resté la seule ressource du médecin. On l'administre sous les formes les plus variées, à petite ou à haute dose; on cherche tantôt à provoquer la salivation, tantôt à l'éviter avec soin; mais les récidives défièrent toutes les méthodes dont aucune ne peut conjurer les tristes résultats que je viens d'exposer. Malgré ses lacunes, le mercure n'en était pas moins le meilleur remède; l'apoplexie, la paralysie, les affections mentales devinrent plus rares, les récidives, moins fréquentes, et purent même ne se produire qu'à la deuxième génération. Aussi le malade et le médecin se flattèrent-ils souvent d'avoir obtenu une guérison complète et d'être à l'abri de tout accident grave.

La syphilisation au contraire guérit la syphilis et en empêche les récidives. (Le temps écoulé depuis le traitement n'est pas, il est vrai, très-long; il l'est cependant assez pour permettre d'affirmer que la tendance à la récidive est au moins très-faible.) Pourquoi donc la rejeter sous le prétexte qu'elle choque le bon sens et révolte nos sentiments? Il y a bien des paradoxes dans les sciences naturelles. Il n'en faut pas moins se plier à cette apparence paradoxale de la nature et reconnaître les faits. J'admets qu'un médecin puisse se révolter à l'idée d'inoculer du virus syphilitique, mais qu'il se rappelle qu'il ne s'agit d'inoculer que ce qui coule déjà dans les veines du malade, ce qui déjà imprègne tout son organisme.

Quelques médecins aussi voudraient, avant de l'employer, connaître la manière dont la syphilisation agit. Au lieu de leur répondre par des théories plus ou moins séduisantes, je leur demanderai à mon tour comment agit le mercure contre la syphilis. On a écrit bien des livres pour expliquer cette action du mercure, mais la dernière ligne est aussi insignifiante que la première. Pourquoi ne pas demander aussi la raison pour laquelle la vaccine préserve de la variole, la raison pour laquelle on n'a pas deux fois la rougeole ou la scarlatine, etc? Ne sommes-nous pas souvent en thérapeutique obligés de nous contenter de la connaissance de l'effet du médicament, tout en ignorant le mode intime de son action? Nous traitons bien les fièvres intermittentes par le sulfate de quinine, sans attendre que quelqu'ingénieux théoricien nous ait expliqué la manière dont s'obtient la guérison.

Je sais bien que si la syphilisation était plus vieille, on tiendrait moins à une explication parfaite de sa manière d'agir. Je suis loin de blâmer cette tendance. Je tiens seulement à constater qu'en général nous connaissons peu l'action intime des médicaments, et que bâtir une théorie n'est pas toujours un progrès.

Il s'agit dans cette question comme dans toute autre de rassembler un nombre de faits suffisants. C'est le but que je me suis proposé. Plus tard, quand les matériaux seront réunis, on pourra commencer les théories. Dans mes écrits précédents, j'ai déjà fourni un certain nombre d'observations. Mais si ce nombre doit être assez grand pour apprécier la syphilisation appliquée aux malades non mercurialisés, il doit être encore plus grand lorsqu'il s'agit de juger son action sur les malades qui ont subi un traitement mercuriel antérieur. J'aurais peut-être mieux servi la cause de la syphilisation, si je m'en étais abstenu chez les malades de cette classe. Les personnes, en effet, qui n'ont pas suivi l'expérimentation jour par jour, trouvent souvent les résultats du traitement peu importants, voire même négatifs, sa durée énorme, etc., etc.

On ne songe pas assez que ces individus sont dans un état anormal par rapport à la syphilisation. On n'a plus à combattre la syphilisation, mais la syphilis combinée au mercure. Il semble en effet que la maladie et le mercure entrent dans une combinaison organique si solide et si intime, qu'il est difficile de la décomposer. Cette difficulté de la syphilisation chez les individus ayant pris du mercure, m'a engagé dans ces derniers temps à ne plus l'employer pour ces cas. Une fois la doctrine universellement reconnue, on pourra passer sur cette considération.

Pour rendre plus clair l'exposé des faits observés dans cette seconde classe de malades, je vais les diviser en plusieurs catégories :

1° *Malades atteints d'affections de la peau et des muqueuses.* Lorsque ces formes ne sont pas invétérées, elles cèdent à la syphilisation avec autant de rapidité et de régularité que si le mercure n'avait pas été administré auparavant. La quantité plus ou moins grande du mercure ingéré exerce peu d'influence. Les formes plus invétérées (*rupia*, tubercules serpigineux) résistent plus longtemps. C'est dans ces cas qu'on observe une éruption de même nature qu'avant la syphilisation, au moment où l'on croit approcher de la guérison. Cette éruption toutefois ne s'étend pas aussi profondément. Elle s'arrête à la peau, et gagne rarement le tissu cellulaire sous-cutané. Elle peut être accompagnée d'une inflammation très-vive. Il est donc bon de prévenir les malades de la possibilité de cet accident, pour leur enlever les inquiétudes à son apparition.

D'autres fois les symptômes présentent peu d'améliorations après un temps même assez long, alors que les inoculations ne produisent plus que peu d'effets. Il y a peut-être déjà immunité, et cependant l'état primitif a peu changé.

Dans ces cas je donne de l'iode, me fondant sur cette croyance que les symptômes dépendent non-seulement de la syphilis, mais de la combinaison de cette maladie avec le mercure. L'iode avait ordinairement été donné avant le traitement en grande quantité même, mais sans succès. Donné après une série d'inoculations, il agit au contraire très-rapidement, et les inoculations subséquentes sont suivies d'ulcères plus gros qu'avant son administration. On peut donc être obligé d'alterner assez longtemps l'iode et la syphilisation. De cette manière on arrivera au but.

J'ai cependant rencontré dans mes premiers essais quelques cas rebelles à cette médication. Je crus alors devoir employer le mercure à petite dose d'après la méthode de Percy. Par ce moyen j'obtins la disparition de symptômes qui avaient résisté aux médications mercurielles antécédentes. Malgré cet heureux résultat, je ne crois pas que j'aurai de nouveau recours à cette méthode, après les observations que j'ai faites depuis. Mes essais postérieurs m'ont en effet démontré que la syphilisation aidée de l'iode détruit le virus syphilitique aussi sûrement, mais après un temps plus long chez ces malades que chez ceux qui n'ont pas pris de mercure.

2° *Malades atteints d'affections du système osseux.* Ces lésions sont peu influencées par la syphilisation. Elles dépendent peut-être du mercure employé. Je suis cependant loin de les lui attribuer exclusivement.

3° *Malades atteints d'affections nerveuses : hyperesthésie, parésie, ou paralysie complète.* (Je n'ai pas eu occasion d'employer la syphilisation contre les affections mentales.) Ces différentes manifestations peuvent coexister avec des maladies cutanées, comme dans ma dix-neuvième observation, et chez le malade que j'ai traité conjointement avec mon collègue. Dans ces deux cas la syphilisation a exercé une influence manifeste sur la parésie. Quand les symptômes nerveux ne sont pas accompagnés d'autres affections syphilitiques, ils sont peu influencés par la syphilisation. Cependant l'état général du malade s'améliore assez pour qu'il n'en regrette pas l'emploi.

Ces faits porteraient à rejeter la syphilisation dans des cas pareils. Il n'en doit cependant rien être. Si l'on n'emploie pas cette médication, la dyscrasie syphilitique persistant dans l'économie, la paralysie pourra faire des progrès continus. La syphilisation, au contraire, en détruisant la dyscrasie, permettra d'obtenir le *statu quo* de la paralysie. Au début de cet accident il ne faudra pas perdre de temps à administrer de l'iode, non que ce médicament soit inutile, mais parce que la syphilisation doit être employée conjointement. L'iode en effet a peu d'action sur la syphilis; ce qui le prouve, c'est qu'administré pendant la syphilisation, il n'empêche pas le développement régulier des pustules et des ulcères.

D'après ce que j'ai observé, je considère l'iode comme un antimercuriel. Il est vrai, par conséquent, de dire que le mercure combat la syphilis secondaire, et l'iode la syphilis tertiaire, c'est-à-dire les manifestations qui surviennent chez le malade après l'emploi du mercure.

4° *On peut se demander si les personnes syphilisées, malgré leur air de bonne santé, mettent au monde des enfants syphilitiques.* J'ai parlé plus haut d'une femme actuellement en traitement, soignée il y a sept ans pour une syphilis constitutionnelle. Dans l'intervalle elle a eu trois enfants morts syphilitiques, et un quatrième, que je traite en ce moment par la syphilisation. J'ai fait entrevoir à cette femme la possibilité de donner le jour à des enfants sains si elle se soumettait à la syphilisation. Elle s'est rendue à mes conseils. L'avenir prononcera sur la vérité ou la fausseté de ma présomption.

La durée de la syphilisation chez les personnes mercurialisées est très-variable, en général plus longue que pour la première classe de mes malades. En moyenne il faut six mois, souvent même un an et plus. C'est là certes un temps absolu très-long, mais dont on s'épouvantera moins, si l'on songe que les traitements mercuriels forcent à un séjour à l'hôpital plus prolongé encore.

J'ai dit plus haut que les récidives ne s'étaient jamais présentées chez les syphilisés exempts de tout traitement mercuriel. Il en est autrement chez ceux qui ont pris du mercure. Sur les 37 malades de cette catégorie, j'ai observé 7 récidives, et chez quelques-uns la maladie s'est répétée à diverses reprises, et chaque fois a été traitée par la syphilisation. Remarquons toutefois que ces récidives étaient plus faibles que l'affection primitive; d'où il faut conclure que, loin d'empirer la maladie, l'inoculation d'une nouvelle matière syphilitique l'a améliorée. Ne concevons donc pas de craintes si nos inoculations n'aboutissaient pas à une immunité parfaite.

Je maintiens ici la troisième conclusion posée dans mon premier ouvrage. L'état général du syphilisé ne souffre en rien. Les divers phénomènes morbides qui accompagnent la syphilis, tels que lassitudes, insomnie, douleurs rhumatoïdes, etc., disparaissent pendant la syphilisation. Souvent le malade acquiert de l'embonpoint au milieu du traitement.

J'avoue qu'il est difficile d'accepter ce fait sans quelque doute, quand on n'a pas expérimenté soi-même. Il n'en est pas moins constant que trois à quatre semaines après le début de la syphilisation, les malades accusent un mieux-être formel. Lorsque la médication est terminée, les malades peuvent immédiatement reprendre leurs occupations, quels qu'en soient les tracas.

On a voulu représenter la syphilisation comme dangereuse, et baser son rejet sur ces périls. On s'est surtout fondé sur le phagédénisme qu'amènent les premières inoculations. On s'est dit : si cet accident formidable se produit à la suite des quelques inoculations entreprises dans un but diagnostique, quel ne sera pas le danger des centaines d'inoculations qu'on entreprend au point de vue syphilisateur? Je répète ici ce que j'ai déjà dit à satiété : un petit nombre à peine de ces centaines de chancres acquiert un certain volume. Le phagédénisme ne se déclare que rarement, et alors la syphilisation bien conduite en triomphe à coup sûr.

Loin donc de mettre en jeu la vie du malade par suite du phagédénisme possible des chancres artificiels, on a dans la syphilisation un moyen infaillible de combattre celui qui complique si souvent les chancres contractés à la suite du coït.

Dans les premiers temps de l'application de la syphilisation à Paris, on a cité un exemple d'érésipèle mortel survenu chez un syphilisé. On rendit le traitement responsable de cet accident funeste. Mais en examinant les documents fournis, on ne peut pas plus l'attribuer à la syphilisation, qu'on ne pourrait accuser les petites opérations, telles que la saignée ou les inoculations ordinaires, des érésipèles qui pourraient se produire chez le malade qui les a subies. *Post hoc et non propter hoc.*

Les principes que j'ai posés jusqu'ici découlent d'observations faites sur les adultes, les seuls que j'ai syphilisés jusque dans les derniers mois de l'année dernière. Les heureux résultats de cette médication, les tristes suites de l'emploi du mercure m'engagèrent de plus en plus à renoncer à ce médicament. Mais en même temps je dus reconnaître que pour faire passer mes opinions dans le domaine de la réalité, il fallait expérimenter chez les enfants, essais que je n'osais envisager sans crainte. Les enfants, en effet, pourront-ils résister à la suppuration, suite des chancres artificiels ? ou bien seront-ils entraînés par cette suppuration ? Question grave qui me laissa indécis une année entière. Mais plus je réussissais chez les adultes, plus je désirais l'appliquer aux enfants, persuadé que ce serait le moyen le plus sûr de les délivrer de cette cruelle maladie. L'essai n'était pas exempt de risques; mais n'était-il pas naturel de le faire, en songeant que le mercure lui-même entraîne souvent la mort des enfants par les gastro-entérites qu'il développe, en se rappelant surtout que les conséquences éloignées de ce remède sont plus funestes chez l'enfant que chez l'adulte ?

Je me décidais enfin, mais peut-être avec autant de crainte que je donnais le premier coup de lancette à un adulte dans un but syphilisateur. Je reconnus bientôt combien mes appréhensions étaient vaines, et je n'eus qu'à me louer des heureux résultats de mes expériences. En effet, la plupart des pustules et des ulcères étaient si petits, qu'ils purent difficilement suffire à de nouvelles inoculations. Ceci posé, je vais présenter dans tous ses détails l'histoire de quelques-uns de mes malades.

PREMIÈRE OBSERVATION.

Mann Olsdatter, âgée de 18 mois, entre à l'hôpital le 22 octobre 1855. Elle présente au pourtour de l'anus un groupe de tubercules muqueux ulcérés, et quelques tubercules disséminés sur les bords des grandes lèvres. La gorge offre quelques rougeurs, mais pas d'ulcérations. Ces symptômes existent depuis plusieurs mois. L'enfant a été allaité par une femme qui le printemps précédent avait été traitée à l'hôpital pour une syphilis constitutionnelle.

23 octobre 1855. — Une inoculation sur chaque cuisse avec du pus pris sur Céline Johannesdatter.

26 octobre. — A la suite de cette inoculation, petites pustules qui fournissent la matière d'une nouvelle inoculation à chaque cuisse.

29 octobre. — La dernière inoculation n'a rien produit sur la cuisse droite. — Petite pustule sur la gauche; nouvelle inoculation avec les premières pustules qui cependant sont réduites au point de fournir à peine du pus suffisant.

1er novembre. — Rien sur la cuisse droite, pustule bien développée sur la gauche; on l'emploie à une nouvelle inoculation.

2 novembre. — A la suite des inoculations précédentes on voit sur les cuisses de petites pustules entourées d'une aréole. Elles ne contiennent pas de pus suffisant pour une nouvelle inoculation ; une inoculation sur chaque cuisse avec du pus emprunté aux dernières inoculations faites sur la cuisse de Céline Johannesdatter.

L'enfant est affectée du 1er au 7 novembre de diarrhée et de vomissements combattus avec l'infusum rheorum cum æthere alcoolico.

10 novembre. — Les dernières inoculations n'ont encore pro-

duit aucun résultat; les précédentes ont donné lieu à des ulcères de la grandeur d'une tête d'épingle, s'étendant en profondeur.

12 novembre. — Pas de résultat des dernières inoculations; une inoculation sur chaque cuisse de K...; n° 1851.

15 novembre.—Petite pustule sur la cuisse gauche seule; une inoculation sur chaque cuisse avec du pus des premières inoculations.

18 novembre. — Pas de résultat sur la cuisse droite; petite pustule sur la cuisse gauche. Les inoculations précédentes ont été suivies d'ulcères caractéristiques, profonds quoique d'un diamètre moindre d'une ligne; une inoculation à chaque cuisse avec ces ulcères.

19 novembre. — Diminution des tubercules de l'anus et des parties génitales.

21 novembre. — Les dernières inoculations n'ont rien produit.

22 novembre. — Une inoculation à chaque cuisse avec les inoculations antérieures.

27 novembre. — Pas de résultat; une inoculation à chaque cuisse avec du pus de Karine Amlsdatter, n° 1393.

2 décembre. — Une inoculation sur la cuisse gauche avec du pus de O. V..., n° 1515.

6 décembre. — L'inoculation du 2 décembre a produit une petite pustule déjà flétrie; une inoculation sur chaque cuisse avec la matière de la dernière inoculation faite sur la cuisse gauche de Johanne Cristiansdatter, n° 1401.

10 décembre.—Presque pas de résultat; une inoculation sur chaque cuisse avec du pus emprunté aux dernières inoculations faites sur la cuisse de Karine Amlsdatter, n° 1393.

15 décembre. — Après cette dernière inoculation, petites pustules déjà flétries, entourées d'une aréole. Elles ne prêtent pas à une nouvelle inoculation; on pratique cette dernière avec du pus de Johanne Christiansdatter, n° 1401.

24 décembre. — Rien sur la cuisse droite; petite pustule avec aréole sur la cuisse gauche, dont on fait une nouvelle inoculation sur chaque cuisse; les ulcères artificiels antérieurs sont presque guéris.

26 décembre. — Pas de résultat.

27 décembre. — Une inoculation à chaque cuisse des dernières inoculations de Magdalem Svendstatter, n° 1470.

1er janvier 1856. — Rien sur la cuisse droite; sur la gauche pustule assez développée dont une inoculation sur chaque cuisse.

4 janvier.—Pas de résultat; une inoculation sur chaque cuisse avec

le pus d'une inoculation précédente de la cuisse gauche du n° 1472.

10 janvier. — Pas de résultat sur la cuisse droite; sur la cuisse gauche petite pustule dont une inoculation à chaque cuisse.

19 janvier. — Cette dernière inoculation donne lieu sur les deux cuisses à de petites pustules servant à une nouvelle inoculation.

22 janvier. — Pas de résultat; cicatrisation de plus en plus avancée des tubercules de l'anus.

24 janvier. — Deux inoculations à chaque cuisse avec du pus emprunté aux avant-dernières inoculations faites sur la cuisse droite de L. E..., n° 78.

29 janvier.—Sur la cuisse gauche pas de résultat; sur la cuisse droite deux pustules, dont deux nouvelles inoculations à la même cuisse.

3 février. — Résultat nul.

5 février. — Deux inoculations au côté gauche de la poitrine avec du pus du côté gauche de L. E...

22 février. — Le 9 février une pneumonie gauche s'était déclarée sur l'enfant, les tubercules de l'anus sont presque guéris.

23 février.—Une inoculation à chaque cuisse avec l'avant-dernière faite sur la cuisse droite de Lise Nilsdatter, n° 86.

6 mars. — Sur la cuisse droite petite pustule dont l'inoculation sur la même cuisse; guérison parfaite des tubercules muqueux.

15 mars. — Les dernières inoculations n'ont amené aucun résultat. La santé générale de l'enfant est excellente. Il sort de l'hôpital.

On fit en tout à Marie Olsdatter 50 inoculations, dont 26 sans résultat. L'enfant n'a donc eu que 24 chancres, la plupart très petits, et fournissant difficilement, même les premiers, du pus pour une nouvelle inoculation.

On a vu que la première matière employée a pu être inoculée pendant plusieurs générations. Mais la série est moins grande que chez l'adulte; elle ne contient que trois générations. Cependant la matière des premiers ulcères artificiels conserva sa puissance plus longtemps, pendant près de quatre semaines.

Nous savons que quinze jours après les premières inoculations les pustules étaient petites et desséchées, et qu'après cette époque elles reçurent une nouvelle intensité telle, que 26 jours à partir du début du traitement on put prendre du pus inoculable sur ces premiers ulcères. A la même époque ces ulcères s'étendirent en profondeur; ils étaient ronds, à bords taillés à pic, d'un diamètre à peu près d'une ligne.

Dès que la première série d'inoculations ne donna plus de résultats, les inoculations subséquentes furent en partie négatives, ou ne produisirent que de petites pustules dont il ne fut pas possible de tirer du pus suffisant pour en inoculer. Ce n'est qu'après quelques inoculations plus tardives qu'on réussit de nouveau à faire passer le virus par trois générations. Les premiers ulcères mirent deux mois à guérir. L'immunité ne fut obtenue, comme chez l'adulte, qu'au bout de quatre mois. Les phénomènes syphilitiques commencèrent à décroître à partir du 27e jour. Des tubercules muqueux, presque cicatrisés au bout de trois mois, ne disparurent complétement qu'après quatre mois et demi. Du 9 au 12 février le malade fut atteint de pneumonie. On pourrait attribuer en tout ou en partie la disparition des phénomènes syphilitiques au développement de cette maladie aiguë. Mais remarquons que 18 jours avant l'explosion de la pneumonie, les symptômes décroissaient déjà. Si cependant quelque doute subsistait, que l'on compare cette observation à la suivante.

DEUXIÈME OBSERVATION.

Magdalène-Charlotte Svendstatter, âgée de six mois, entre au Reichsspital le 21 novembre 1855. Au pourtour de l'anus et des parties génitales, jusque sur les cuisses, on voit un certain nombre de tubercules muqueux, de grandeurs diverses, ulcérés en partie. A la surface interne de la grande lèvre gauche se trouve un tubercule ulcéré plus grand (de la grandeur d'une pièce de cinquante centimes) et plus haut quelques petits tubercules épars. L'enfant est pâle, et n'a que peu de repos. On remarque en outre quelques pustules sur la tête. L'ulcère s'est présenté il y a trois semaines, l'enfant ayant été allaité par Karen-Christine Hansdatter qui a subi, ainsi que son enfant, un traitement syphilitique à notre hôpital.

L'enfant a été traité dans ce service du 2 septembre au 3 novembre 1855, pour un ulcère syphilitique du côté droit de la lèvre inférieure, et plus tard observé chez lui, où s'est déclarée la maladie actuelle.

23 novembre 1855. — Une inoculation à chaque cuisse avec du pus de Kari Nilsdatter (ulcères artificiels de la cuisse).

29 novembre. — Cette inoculation donne lieu à de petites pustules ouvertes, les ulcérations sont peu profondes; une inoculation à

chaque cuisse avec la matière des ulcères artificiels de la cuisse droite de Kari Nilsdatter.

30 novembre. — Les pustules des cuisses sont plus grosses; une inoculation à chaque cuisse avec le pus de celle du n° 23.

5 décembre. — Les pustules qui ont suivi la dernière inoculation sont petites; on s'en sert pour une inoculation à chaque cuisse.

8 décembre.—Pas de résultat à la cuisse gauche ; une inoculation sur cette cuisse avec le pus des dernières inoculations faites sur la cuisse gauche de Johanne Christiansdatter, n° 1401.

11 décembre. — Les dernières inoculations ont produit peu de chose ; une inoculation sur chaque cuisse avec le pus des inoculations plus anciennes faites sur la cuisse gauche.

15 décembre. — Cette inoculation ne produit rien à la cuisse droite ; sur la cuisse gauche pustule bien développée qu'on inocule à chaque cuisse.

21 décembre. — Très-petites pustules à la suite de la dernière inoculation; une inoculation sur chaque cuisse avec le pus des avant-dernières inoculations faites à la cuisse droite de Johanne Christiansdatter, n° 1401.

27 décembre. — Petites pustules qu'on inocule à chaque cuisse.

1er janvier 1856. — Rien sur la cuisse gauche; petite pustule sur la cuisse droite ; une inoculation avec le pus d'une des inoculations immédiatement précédentes.

2 janvier. — Il se produit sur la fesse et la cuisse un exanthème papuleux d'une rougeur très-vive ; quelques pustules d'inoculation se sont agrandies ; l'enfant n'a pas été tranquille la nuit.

7 janvier. — Pas de résultat à la cuisse gauche à la suite de la dernière inoculation ; à la cuisse droite petite pustule qu'on inocule à chaque cuisse.

13 janvier.—Résultat nul; une inoculation à chaque cuisse avec du pus de Johanne Christiansdatter.

18 janvier. — A la suite de cette inoculation petites pustules dont on fait une inoculation à chaque cuisse.

21 janvier. — Pas de résultat.

24 janvier. — Une inoculation à chaque cuisse avec du pus provenant de l'avant-dernière inoculation faite sur la cuisse droite du n° 78.

30 janvier. — Aucun résultat ; une inoculation avec du pus de Anne Johansdatter.

3 février. — Aucun résultat.

6 février. — Une inoculation à chaque cuisse avec du pus des ulcères artificiels du côté droit du n° 78.

10 février. — Petites pustules dont on fait une inoculation à chaque cuisse.

16 février. — Après cette inoculation pas de résultat à la cuisse droite; à la cuisse gauche petite pustule insuffisante à fournir du pus.

24 février. — La dernière inoculation a donné lieu à une petite pustule sur la cuisse droite; on s'en sert pour inoculer chaque cuisse.

28 février. — A la cuisse gauche pas de résultat; à la droite petite pustule qu'on inocule sur cette cuisse.

2 mars.—Une inoculation à chaque cuisse avec du pus de Jorgen Harsen, n° 176.

11 mars. — Cette inoculation est suivie d'une petite pustule dont on fait une inoculation à chaque cuisse.

25 mars. — Les dernières inoculations ne donnent plus de résultat; les tubercules muqueux de l'anus et des parties génitales sont parfaitement guéris.

L'enfant ne reste à l'hôpital que pour attendre la guérison de sa mère.

J'ai donc en tout fait 38 inoculations dont 15 sans résultat. La malade a donc 23 chancres. Comme dans ma première observation, ces chancres étaient très-petits, pouvant rarement fournir du pus pour une nouvelle inoculation. La première matière employée a parcouru quatre générations. Une autre put être inoculée pendant trois générations. Le reste se passa comme pour ma première malade : ou bien les inoculations ne réussissaient pas, ou bien elles étaient si petites, que je fus obligé d'emprunter du virus à d'autres malades.

Six semaines après le début du traitement se déclara une certaine augmentation dans les inoculations faites antérieurement, ainsi qu'une éruption papuleuse accompagnée d'un malaise général. Peut-être cette éruption a-t-elle avec la syphilisation le même rapport que l'éruption des adultes dont j'ai parlé plus haut.

L'immunité fut obtenue après deux mois et vingt-deux jours; mais il fallut quatre mois et deux jours pour la disparition de tous les phénomènes morbides. Sans mes précédentes observations j'aurais craint un insuccès, tant fut long le temps pendant lequel les tubercules muqueux restèrent sans variation.

TROISIÈME OBSERVATION.

Bernhard-Christian Christensen, âgé de 7 semaines, entre le 30 janvier 1856 à l'hospice des maladies chroniques. Sur la fesse, la face interne des cuisses, les mollets et les mains, on voit des taches rondes, d'un brun clair, légèrement saillantes au-dessus de la peau. Leur diamètre est de une à deux lignes; plusieurs sont couvertes de squammes. Çà et là on voit des petites pustules. Les muqueuses sont intactes ; l'enfant tette et paraît bien venir. Les selles sont un peu abondantes et vertes. La langue est légèrement chargée.

Cet exanthème s'est déclaré il y a une semaine. Quelques jours auparavant, l'enfant était plus morose, et avait un léger coryza qui disparut bientôt. Du reste l'état du malade était assez satisfaisant avant comme aprè l'éruption. La mère avait, sept ans auparavant, au Reichsspital subi la cure Dzondi, pour une syphilis constitutionnelle. Elle eut plus tard quatre enfants : le premier venu à terme était mort-né ; le second venu trois semaines avant terme vécut une heure ; le troisième venu quatre semaines avant terme vécut onze jours.

Syphilisation. — 30 janvier 1856. — Une inoculation à chaque cuisse avec le pus des avant-dernières inoculations faites à la cuisse gauche de Karen Nilsdatter.

3 février. — Cette inoculation produit de petites pustules qu'on inocule sur chaque cuisse et chaque côté de la poitrine.

4 février. — L'inoculation paraît ne pas devoir réussir. En conséquence, nouvelle inoculation avec le pus pris sur Karen Nilsdatter.

8 février. — Cette dernière inoculation produit sur la poitrine et la cuisse des pustules auxquelles on emprunte le pus pour inoculer les mêmes places.

Les pustules des premières inoculations ont grandi.

13 février. — Pas d'influence sur le côté gauche où toutes les pustules ont avorté, à l'exception de la première qui a grandi et n'est pas encore ouverte ; son sommet toutefois est recouvert d'une croûte légèrement déprimée. Cette pustule contient beaucoup de pus dont on se sert pour inoculer ce même côté et la cuisse gauche

où l'on découvre à peine la dernière inoculation, qui n'a rien produit sur le côté droit et la cuisse droite. Les inoculations précédentes y ont fait naître de petites pustules; une inoculation à ces deux endroits avec le pus de l'avant-dernière inoculation du côté droit.

L'exanthème, qui la semaine dernière s'était étendu à tout le corps, et dont les papules avaient augmenté de volume, commence à rétrograder. L'état de l'enfant est satisfaisant.

17 février. — Après les dernières inoculations, on voit sur chaque côté de la poitrine une petite pustule dont on inocule le pus à chaque côté; pas de résultat sur la cuisse gauche; sur la cuisse droite, petite pustule dont on fait une inoculation à cette cuisse.

20 février. — Traces à peine appréciables de la dernière inoculation; une inoculation sur chaque cuisse et sur le côté droit avec du pus des inoculations antérieures.

25 février. — Une inoculation sur chaque cuisse et sur les côtés avec du pus pris sur les dernières qu'on y a pratiquées.

29 février. — Après cette inoculation, une petite pustule sur la cuisse droite; sur la gauche, pustule bien développée qu'on inocule à chaque cuisse; sur les côtés, petites pustules dont on fait de nouvelles inoculations sur ces points.

5 mars. — Une inoculation sur chaque côté et chaque cuisse avec les dernières qu'on y a faites.

11 mars. — Après cette inoculation, on trouve sur la cuisse des pustules si petites, qu'elles ne peuvent fournir matière pour une nouvelle inoculation; une inoculation avec du pus emprunté aux dernières qu'on a faites sur le bras de la mère Booli Heagensdatter, également en traitement.

On voit sur le scrotum quelques excoriations parfaitement rondes.

15 mars. — Cette inoculation produit sur les côtés de petites pustules dont on fait une inoculation au même endroit; les pustules produites sur la cuisse sont trop petites pour fournir du pus; une inoculation sur chaque cuisse avec du pus pris sur la cuisse gauche de la mère.

19 mars. — Une inoculation sur les cuisses et les côtés avec les dernières qu'on y a faites.

22 mars. — Petites pustules qui servent à une nouvelle inoculation aux mêmes points.

26 mars. — Rien sur la cuisse gauche; sur les deux côtés de la cuisse droite petites pustules qu'on inocule aux côtés et aux cuisses.

30 mars. — Sur les côtés petites pustules, dont on fait une nouvelle inoculation aux mêmes points; les cuisses présentent une simple rougeur; une inoculation sur chacune avec les dernières inoculations faites sur la cuisse gauche de la mère.

5 avril. — Pas de résultat; une inoculation sur chaque côté et les cuisses avec le pus précédent.

7 avril. — Pas de résultat; par contre, on voit se rouvrir quelques-uns des ulcères qui avaient succédé aux précédentes inoculations; les cicatrices de la poitrine sont les plus étendues; elles forment des dépressions visibles, d'une à une ligne et demie de diamètre, pointillées à la base; une inoculation aux points susdits avec les dernières inoculations faites à la cuisse gauche de Rogne Jorgensdatter.

8 avril. — A la partie postérieure de la cuisse droite on remarque des taches rouges et rondes; les excoriations du scrotum commencent à guérir.

12 avril.—Pas de résultat de la dernière inoculation; une inoculation avec le pus des dernières faites à la cuisse gauche de Rogne Jorgensdatter; les taches des cuisses ont presque disparu, et les excoriations du scrotum sont presque guéries.

15 avril. — Petites pustules dont on fait une inoculation aux cuisses et aux côtés.

19 avril. — Une inoculation au même point avec le pus des dernières inoculations.

22 avril. — Cette dernière inoculation a produit surtout aux cuisses de petites pustules dont on fait une inoculation aux côtés et aux cuisses.

25 avril. — Les pustules, suite de cette inoculation, ne donnent pas de pus suffisant; une inoculation avec le pus des dernières pustules de la cuisse gauche de Rogne Jorgensdatter.

28 avril. — Petites pustules sur les côtés d'où une nouvelle inoculation au même point; pas de résultat à la cuisse droite; sur la gauche, petite pustule qu'on inocule à cette cuisse.

29 avril. — 3 inoculations à chaque bras avec du vaccin mélangé à du virus syphilitique pris sur la cuisse de Rogne Jorgensdatter. (L'enfant n'était pas vacciné.)

31 avril. — Petites pustules sur les bras.

2 mai. — La dernière inoculation, faite sur les côtés et les cuisses y a produit de petites pustules servant à inoculer ces places; les pustules des bras grandissent.

3 mai. — Les pustules des bras diminuent; les inoculations d'hier n'ont pas encore donné de résultat.

4 mai. — Les pustules des bras se sont de nouveau élevées.

5 mai. — L'inoculation du 2 mai a été suivie sur le côté droit et la cuisse droite d'une petite pustule qui sert à inoculer ces deux points.

Les pustules faites sur les bras avec la matière mixte paraissent plus grandes, mais commencent à se convertir en croûtes. Elles ont une coloration jaune sale, et n'ont pas la forme caractéristique des pustules vaccinales. Elles ne sont pas déprimées au centre, et manquent presque d'aréole.

6 mai.—Les pustules des bras étaient plus encroûtées qu'on ne le croyait. Sur le bras gauche, les deux croûtes inférieures sont déjà tombées; sous la troisième il y a si peu de pus, qu'on peut difficilement en prendre pour inoculer un autre malade soumis depuis peu à la syphilisation. Au bras droit on voit toujours deux croûtes.

8 mai. — Toutes les croûtes sont tombées. A leur place la peau est rouge, et au milieu de cette rougeur s'élève une petite pustule plate, analogue par l'apparence aux pustules qui se produisent, aujourd'hui que l'immunité approche, par l'inoculation du virus syphilitique pur.

La matière de ces pustules sert à inoculer chaque bras; le côté droit et la cuisse droite présentent de petites pustules, d'où une inoculation en ces points.

9 mai. — Quelques-unes de ces petites pustules du bras sont plus développées; l'inoculation d'hier n'a produit une petite pustule qu'au bras droit; une inoculation sur le bras gauche avec une des premières pustules.

11 mai. — Les petites pustules qui avaient pris du développement, rétrogradent de nouveau; l'inoculation faite le 9 sur le bras gauche y a produit une petite pustule qu'on y inocule de nouveau en deux endroits; la dernière inoculation sur la cuisse gauche y a fait naître une pustule, d'où une inoculation sur cette cuisse.

A la partie postérieure du voile du palais se trouve une petite ulcération.

17 mai. — La dernière inoculation a produit une pustule au bras gauche et deux au bras droit; on s'en sert pour faire deux inoculations à chaque bras; la cuisse droite présente une petite pustule qu'on inocule à chaque cuisse.

20 mai. — Trois inoculations à chaque bras avec du vaccin pur.

21 mai. — Les inoculations du 17 ont donné lieu à de petites pustules avec le pus desquelles on fait deux inoculations à chaque bras et à la cuisse ; l'ulcère du palais est guéri.

25 mai. — Pas de résultat de la dernière inoculation au bras gauche ; au bras droit deux petites pustules, d'où deux inoculations au même bras : à la cuisse gauche petites pustules sans matière suffisante pour inoculer; nouvelle ulcération au palais; le vaccin pur n'a pas encore réussi.

28 mai. — Deux pustules vaccinales au bras gauche, suite de la vaccination du 20 mai.

29 mai. — Pas de résultat des dernières inoculations à la cuisse droite ; les ulcères du palais sont guéris.

30 mai. — La santé de l'enfant est parfaite en tous points; il sort.

On a donc fait à ce malade 135 inoculations, dont 31 sans résultat. Des 104 chancres qu'a eus l'enfant, les premiers seuls mesurèrent 2 à 3 lignes de diamètre, et s'étendirent un peu en profondeur. Toutes les autres pustules furent si petites, qu'elles ne fournirent pas matière à une nouvelle inoculation.

Le nombre de générations parcourues par un pus ne dépassa pas sept, et ce fut le virus transporté sur l'enfant vers la fin de la syphilisation qui en parcourut le plus. Les virus qui agirent aussi longtemps furent le virus syphilitique pur d'une des cuisses et le virus mixte d'un des bras. Les pustules, suites de ce dernier virus, étaient plus grandes que les autres.

L'immunité arriva chez cet enfant comme chez les autres après quatre mois, malgré sa susceptibilité pour un bien plus grand nombre de chancres. Les symptômes syphilitiques diminuèrent après quatorze jours; ils avaient presque disparu après six semaines, lorsque se déclara une nouvelle éruption de peu de durée.

L'état général de l'enfant fut bon durant tout le traitement. Le malade devint gros et gras.

Le mélange du vaccin avec le virus syphilitique détruisit le premier; en effet, le vaccin pur produisit encore plus tard des pustules caractéristiques.

On voit par ces observations que j'ai appliqué la syphilisation aux enfants de la même manière qu'aux adultes. Cependant j'ai fait moins de piqûres par inoculation (2-4 seulement), et j'ai mis plus d'intervalle (4-5 jours et plus) entre chaque inoculation. Les pustules se développent plus lentement chez l'enfant. Quelquefois, après vingt-quatre heures, on voit déjà une petite pustule; mais le plus souvent il n'y a que de la rougeur; et il faut quelques jours pour la formation de la pustule. Ces pustules ont rarement plus d'une à deux lignes et demie de diamètre. Elles sont moins caractéristiques que chez l'adulte, plus petites, moins déprimées au centre, et renferment moins de pus. A l'entour la rougeur manque, ou est peu marquée. L'ulcère qui leur succède a les caractères de l'ulcère syphilitique; mais son développement est plus lent. Il se recouvre souvent d'une croûte, sous laquelle il continue à s'étendre de façon à mesurer trois lignes et plus de diamètre. A mesure que la syphilisation avance, les ulcères sont plus petits et plus superficiels. La guérison ne survient que lentement et le virus conserve longtemps la propriété de s'inoculer; ainsi vingt-six jours chez le premier malade. Les ulcères sont peu douloureux; les cicatrices qu'ils laissent sont légèrement déprimées, peu ou point colorées.

Les principaux résultats de la syphilisation des adultes furent obtenus chez les enfants, ce dont j'étais du reste convaincu à l'avance. En effet, si j'ai tardé si longtemps à l'expérimenter à cet âge, ce n'est pas que j'aie douté de sa réalité chez l'enfant, mais parce que j'ai craint quelque danger par suite du développement des chancres. Il était impossible de prévoir que les ulcères artificiels seraient moindres que chez l'adulte, et surtout qu'ils seraient aussi insignifiants que nous l'avons dit plus haut. Ajoutons toutefois que les résultats de ces petits ulcères sont, du moins chez les malades qui n'ont pas pris de mercure, les mêmes que ceux que produisent chez l'adulte les ulcères très-développées, à savoir :

1° Ils produisent l'immunité contre le virus syphilitique. Cette immunité exige le même temps que chez l'adulte. Chez le premier enfant il fallut 4 mois, chez le second 3 mois et 22 jours, chez le troisième 3 mois et 28 jours. Par contre le nombre de chancres produit est bien plus petit. Il s'en forma 24 chez le n° 1, 23 chez le n° 2, et 104 chez le n° 3. Je n'ai, il est vrai, fait que 2 à 4 piqûres chez l'enfant au lieu de 12 comme chez l'adulte, et j'ai mis plus d'intervalle entre chaque inoculation. Comme je l'ai déjà dit, il est peut-être inutile d'inoculer un aussi grand nombre de chancres et à des intervalles aussi rapprochés que je l'ai fait jusqu'ici; mais opérerait-on chez l'adulte comme chez l'enfant, le nombre de chancres serait toujours plus considérable chez le premier.

Quoique l'immunité générale soit aussi longue à survenir aux deux âges, on voit cependant dans l'enfance l'immunité partielle pour tel ou tel pus se produire plus vite. Un pus donné n'a jamais parcouru plus de sept générations. A cette période on obtenait des résultats nuls ou si faibles, que les pustules ne pouvaient pas donner de pus pour une nouvelle inoculation. A cette époque on réussissait toutefois avec une autre matière.

La susceptibilité pour le virus syphilitique est aussi variable chez l'enfant qu'à un âge plus avancé. Ainsi on peut faire bien plus d'inoculations au n° 3 qu'aux deux autres.

2° L'inoculation réitérée fait disparaître les symptômes syphilitiques à coup sûr, mais après un temps aussi long que chez l'adulte. Les enfants que j'ai syphilisés n'avaient pas subi de traitement mercuriel. Ils présentaient cependant une différence. Les deux premiers avaient une syphilis acquise, le troisième une syphilis héréditaire. Cette différence a peu influé sur la syphilisation, à moins qu'on ne veuille lui attribuer la susceptibilité plus grande du troisième malade pour le virus syphilitique. On pourrait aussi attribuer la récidive qui s'est produite dans ce cas au traitement mercuriel subi par la mère.

Je traite en ce moment deux enfants de six mois, qui ont pris du mercure. Les ulcères artificiels observés sur l'enfant le plus avancé dans la syphilisation sont plus grands et plus profonds que sur ceux qui n'ont pas pris de mercure. Les symptômes syphilitiques disparaissent de la même manière. Le temps seul éclairera la question des récidives.

3° La syphilisation n'a aucune influence fâcheuse sur la santé générale des enfants. Ils deviennent gros et gras. Ajoutez à cela le peu de volume et l'innocuité des ulcères artificiels, et vous serez forcé de reconnaître la possibilité de l'emploi de cette méthode chez les enfants.

Si nous comparons la syphilisation au traitement mercuriel, nous verrons qu'elle a encore bien plus d'avantages chez l'enfant que chez l'adulte.

Chez le premier, en effet, les conséquences du mercure sont encore plus désastreuses. Les petits malades y succombent souvent et pour leur bonheur ; car leur état est si déplorable, que la vie ne pourrait que leur offrir un triste avenir. Ces conséquences funestes sont plus visibles chez l'enfant; car elles sont plus immédiates, et l'on n'a pas besoin d'en appeler à l'avenir. Abstraction faite de la possibilité des récidives à la suite de ces deux médications, nous devons donc, en ne considérant que les influences immédiates, choisir la syphilisation et préférer une médication toujours efficace et sans danger pour le bien-être général du malade. La durée du traitement a également peu d'importance chez l'enfant. Il y a peu d'inconvénient qu'il soit affecté pendant quelques mois de pustules et d'ulcères.

Faisons un pas de plus et considérons l'avenir. Après le traitement mercuriel on observe bien des récidives. La syphilisation les évite, si nous jugeons d'après l'absence des récidives chez les adultes non mercurialisés que nous avons syphilisés depuis trois ans. Quel que soit donc le point de vue qu'on envisage, il est constant que la syphilisation est plus avantageuse. Admettons même un moment la possibilité de récidives après notre traitement, il est peu probable qu'elles seront pires que celles qui suivent l'emploi du mercure. Nous voyons, en effet, que les récidives survenues chez nos syphilisés, qui avaient pris du mercure antérieurement, ont moins de gravité que l'affection primitive. Nouveau motif d'appliquer la médication syphilisatrice.

Avant de terminer je vais rapporter brièvement un autre cas où j'ai employé la syphilisation.

Tout le monde sait que MM. Thyri et Didot (*Nouvelle Encyclographie*, Belgique, novembre 1851), ont proposé de guérir le cancer par la syphilisation, et que M. Auzias-Turenne (même journal, août 1852), cite un cas de guérison du cancer par cette méthode. Thyri a pris pour point de départ l'influence du traitement antisyphilitique sur la disparition de certains ulcères cancéreux. D'autres médecins ont fait des observations analogues. Il me paraît évident que dans ces cas on avait affaire à des ulcères ayant pour origine une dyscrasie syphilitique. Dans des circonstances pareilles la syphilisation peut amener la guérison. Mais le véritable cancer est-il influencé par la syphilisation, ou bien la dyscrasie cancéreuse est-elle chassée de l'organisme par la dyscrasie syphilitique qui s'y substituerait? C'est là une autre question.

Pour moi, plusieurs centaines d'observations m'ayant démontré toute l'innocuité de la syphilisation, je me suis cru autorisé à l'essayer pour la guérison d'une maladie de la peau, que j'avais vue résister à tous mes médicaments.

Voici l'observation :

Barbra Gülliksdatter, âgée de 40 ans, est atteinte depuis 12 ans d'un eczéma chronique. Traitée dans mon service au Reichsspital pendant 18 mois, elle en sortit non guérie. Rentrée à l'hospice des maladies chroniques, elle y fut traitée par moi avec le même insuccès. Lorsqu'elle apprit les heureux résultats de la syphilisation, elle voulut en faire l'essai. Je lui objectais que sa maladie n'ayant pas de dyscrasie syphilitique pour origine, serait probablement peu influencée par la syphilisation. Elle persista, et je me crus autorisé à céder à ses instances. J'obtins un excellent résultat, puisqu'il n'y a plus que des traces de la maladie, et que la santé générale est meilleure qu'avant la syphilisation.

Je ne fais qu'indiquer ce fait. J'y reviendrai plus tard, quel qu'en soit le résultat final. Je rapporterai en même temps quelques autres cas où j'ai employé la syphilisation en dehors de sa sphère propre.

BIBLIOTHÈQUE IMPÉRIALE

Paris. — Imp. Bailly, Divry et Ce, place Sorbonne, 2.

www.ingramcontent.com/pod-product-compliance
Ingram Content Group UK Ltd.
Pitfield, Milton Keynes, MK11 3LW, UK
UKHW021131230726
13926UKWH00002B/736

9 782016 142684